FORMULAIRE

DE L'HYGIÈNE & DE LA PATHOLOGIE

DE L'APPAREIL DENTAIRE,

Avec les applications thérapeutiques,

PAR

LE Dr J. REDIER,

Professeur à la Faculté libre de Médecine et de Pharmacie de Lille.

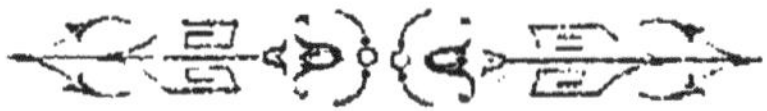

PARIS,

LIBRAIRIE G. MASSON,

120, Boulevard St-Germain.

1883.

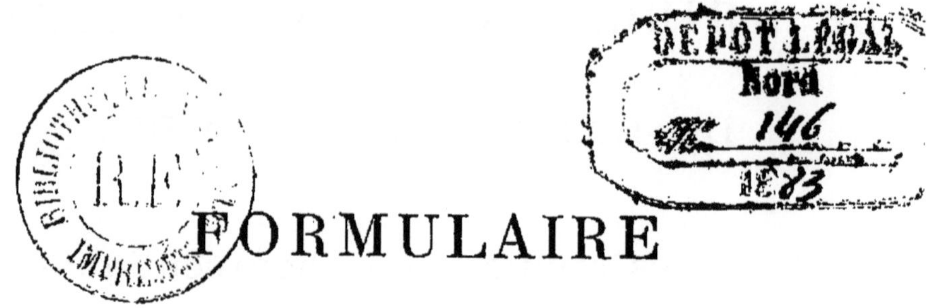

FORMULAIRE

DE L'HYGIÈNE & DE LA PATHOLOGIE

DE L'APPAREIL DENTAIRE,

AVEC LES APPLICATIONS THÉRAPEUTIQUES.

FORMULAIRE

DE L'HYGIÈNE & DE LA PATHOLOGIE

DE L'APPAREIL DENTAIRE,

Avec les applications thérapeutiques,

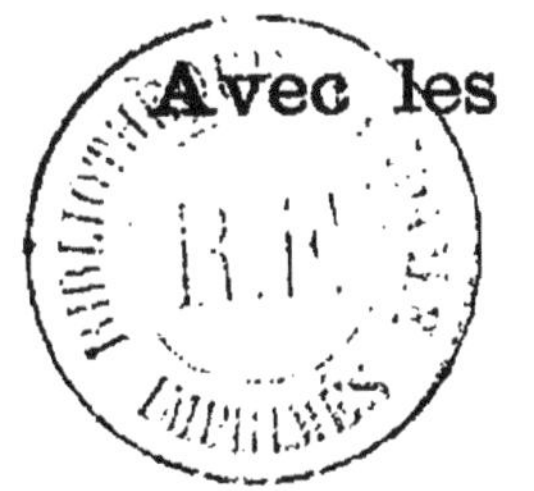

PAR

LE Dr J. REDIER,

Professeur à la Faculté libre de Médecine et de Pharmacie de Lille.

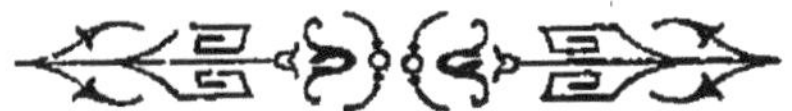

PARIS,

LIBRAIRIE G. MASSON,

120, Boulevard St-Germain.

1883.

AVANT-PROPOS.

Les préparations qui sont employées pour les besoins de l'hygiène et pour les affections de l'appareil dentaire sont composées de substances empruntées à l'arsenal général de la thérapeutique; mais le choix de ces substances, leur mode d'administration, les doses qu'on peut en prescrire utilement et qu'on ne doit pas dépasser sont soumis à des règles particulières, imposées par les exigences spéciales du lieu d'application.

La bouche, entrée des voies digestives et siège du sens du goût, est baignée et comme soumise à un lavage continu par la salive, excellent dissolvant, qui est entraînée dans l'estomac et dans le tube intestinal par les mouvements quasi inconscients, mais incessants, de la déglutition. La saveur des médicaments, leur solubilité plus ou moins grande, leurs propriétés toxiques qui, dans d'autres conditions, pourraient être négligées, deviennent donc, dans la thérapeutique dentaire, des éléments de la plus haute importance; de plus, l'émail et l'ivoire des dents sont des tissus complètement dépourvus de vitalité et qui se laissent détruire, sans espoir de réparation ultérieure, par certains agents chimiques, notamment par les acides; l'ivoire se laisse aussi colorer d'une manière indélébile par certains produits qui pénètrent dans ses canalicules et y demeurent indéfiniment; ce sont là encore des particularités que l'on ne doit pas perdre de vue, car elles excluent formellement de la thérapeutique dentaire toute une série de substances.

Aussi nous a-t-il toujours paru indispensable, et c'est là une habitude que nous avons toujours mise en pratique soit dans nos leçons, soit dans nos publications, de faire suivre l'énonciation des indications thérapeutiques qui correspondent aux diverses affections du système dentaire, de l'énumération des moyens applicables dans l'espèce et du mode suivant lequel ils doivent être administrés.

Un *Formulaire* spécial de l'hygiène et de la pathologie de l'appareil dentaire a donc sa raison d'être ; tel a été, d'ailleurs, l'avis de la plupart des auteurs modernes de formulaires généraux, qui ont réuni dans un chapitre particulier un certain nombre de formules applicables au traitement des affections de la bouche et des dents. Toutefois, ces recueils sont, en général, trop incomplets pour rendre tous les services qu'on en pourrait espérer ; et cependant nous savons quelles recherches patientes il a fallu pour en grouper les éléments disséminés au milieu des publications les plus diverses ; et puis, le plus grand nombre des dentistes gardent avec un soin jaloux le secret de leurs formules, bonnes ou mauvaises, et, parmi celles qui sont connues, il n'est pas toujours facile, sans l'expérience que donne la pratique, de distinguer les plus recommandables.

Aussi, nous croyons rendre quelque service en publiant ce formulaire, qui ne contient que des préparations dont la valeur a été contrôlée expérimentalement, et dont le plus grand nombre est employé chaque jour dans notre pratique depuis plusieurs années (1).

Pour rester conforme au titre que nous avons adopté, nous aurions dû peut-être nous borner à l'énumération de nos formules, suivant un ordre déterminé, en y joignant quelques explications sommaires relatives aux indications et au mode d'emploi; nous avons cru cependant qu'en donnant à ces explications une plus grande étendue que celle qui leur est consacrée d'ordinaire, nous serions plus utile au praticien peu familiarisé avec les questions de pathologie dentaire.

Ce petit travail est donc plutôt un résumé de thé-

---

(1) Notre excellent collègue et ami M. E. Schmitt, docteur ès-sciences, et professeur de pharmacie et de chimie, nous a prêté son précieux concours soit pour la composition, soit pour la vérification d'un grand nombre des formules de ce recueil. Nous tenons à lui en exprimer ici toute notre reconnaissance.

rapeutique spéciale, qu'un formulaire à proprement parler. Il se divise naturellement en deux parties consacrées, la première à l'hygiène, la seconde à la pathologie de l'appareil dentaire ; dans l'une et dans l'autre ce sont les indications thérapeutiques qui ont servi de base au classement des formules.

I.

FORMULAIRE SPÉCIAL DE L'HYGIÈNE DE LA BOUCHE ET DES DENTS.

On donne le nom général de *dentifrices* à toutes les préparations qui servent pour l'hygiène de la bouche et des dents. Leur but est d'entretenir les dents et la muqueuse buccale dans l'état de santé et d'aider, s'il y a lieu, à leur guérison (1).

Envisagés au point de vue de leur forme, ils sont liquides, pulvérulents ou de consistance plus ou moins molle. Les dentifrices liquides agissent à la façon des lotions et des collutoires ; leur action s'étend uniformément à tous les points de la cavité buccale, et, comme ils se mèlent bien à l'eau ou à d'autres liquides inertes, on peut facilement en

(1) Voir, pour plus de détails, notre Mémoire sur l'hygiène de la bouche, in *Journal des Sciences médicales de Lille*, juin 1879.

graduer les doses, suivant les effets que l'on veut obtenir.

Les dentifrices *pulvérulents*, ou poudres dentifrices, joignent à leur action thérapeutique ou chimique une action mécanique ; on les emploie avec la brosse légèrement humectée, pour débarrasser les dents des dépôts de mucosités ou de tartre qui s'y accumulent fréquemment.

Les dentifrices *mous* sont des opiats ou des savons. C'est à tort qu'on emploie si souvent le miel comme excipient des premiers, car le sucre est un agent destructif des plus actifs pour les tissus dentaires ; quant aux savons, ils sont nécessairement alcalins et ne peuvent servir que dans les cas où la réaction alcaline est recherchée.

Quelle que soit leur forme, on donne généralement aux dentifrices une coloration rose qui s'harmonise plus ou moins avec celle de la muqueuse, et on les parfume avec diverses essences pour masquer l'odeur et la saveur des substances actives qui les composent, en même temps que pour donner à la bouche une sensation d'agréable fraîcheur.

La composition des dentifrices varie selon la réaction de la salive et l'état de la bouche. Ils doivent être neutres, alcalins ou acides, selon que le milieu buccal offre la réaction normale égèrement alcaline, une réaction acide ou une réaction alcaline fortement prononcée; ils peuvent en outre être astringents et antiputrides, pour aider à la guérison de certains états pathologiques de la muqueuse. D'où la division rationnelle des dentifrices en : dentifrices neutres ou inertes, dentifrices alcalins; dentifrices acides; dentifrices astringents; dentifrices antiputrides.

Voici la composition et les formules d'un certain nombre de ces préparations :

1° *Dentrifices neutres ou inertes.* — Indications : Salive légèrement alcaline; absence de dents cariées et de dépôts de tartre; intégrité de la muqueuse.

(a) *Solides.*

1° *Poudre dentifrice neutre à l'iris.*

Poudre d'iris de Florence	20	grammes.
Craie lavée	aa 10	—
Pierre ponce porphyrisée		
Teinture d'ambre musquée (1)..	1	—

Colorez légèrement en rose ; mêlez.

(1) La teinture d'ambre musquée qui entre dans la composition de plusieurs préparations de ce recueil, peut être faite selon la formule suivante : Ambre gris, 1 ; musc, 1 ; éther sulfurique alcoolisé, 70. Faites macérer pendant deux jours; filtrez.

2° *Poudre dentifrice neutre au charbon* (Codex).

Charbon en poudre............	20	grammes.
Quinquina gris en poudre	10	—
Essence de menthe.............	1	décigr.

Mêlez.

Cette seconde préparation, dont l'usage est très répandu, nous paraît peu recommandable, comme toutes celles qui contiennent du charbon, parce que l'accumulation des fines particules du charbon sous le rebord gingival détermine à la longue, un liseré grisâtre très apparent et absolument indélébile ; nous en avons observé plusieurs exemples.

(b) *Liquides.* Eau aromatisée avec une teinture quelconque, notamment avec l'une des préparations suivantes :

3° Alcoolat de menthe.

4° *Eau de Botot.*

Semence d'anis................	8	grammes.
Girofle .... } Cannelle concassée .... }	aa 20	—
Huile volatile de menthe	10	—
Cochenille pulvérisée..........	4	—
Alcool à 60 degrés............	2240	—

Faites macérer pendant sept à huit jours, filtrez et ajoutez :

Teinture d'ambre musquée......	1	gramme.

5° *Elixir dentifrice de Lefoulon.*

Teinture de vanille............	15	grammes.
— de pyrèthre...........	125	—
Alcoolat de menthe	30	—
— de romarin............	30	—
— de roses...............	60	—

Mêlez.

(c) *Opiats.*

6° *Opiat dentifrice neutre à l'iris.*

Poudre d'iris de Florence.......	20	grammes.
Craie lavée	aa 10	—
Pierre ponce porphyrisée		
Teinture d'ambre musquée......	1	—
Glycérine	Q. S.	

Mêlez ; faites une pâte de consistance dure.

2° *Dentifrices alcalins.* — Indications : Salive acide ou neutre, caries plus ou moins nombreuses ; absence de tartre ; mucosités blanchâtres le long du bord libre des gencives et sur les dents ; muqueuse saine ou plus ou moins enflammée.

(a) *Solides*. Magnésie, bicarbonate de magnésie ou de chaux, bicarbonate de soude, borate de soude (borax).

7° *Poudre dentifrice alcaline à l'iris.*

Poudre d'iris de Florence	30	grammes.
Craie lavée .... }		
Magnésie........................ }	aa 10	—
Pierre ponce porphyrisée........ }		
Teinture d'ambre musquée......	1	—

Mêlez ; colorez en rose.

8° *Poudre dentifrice alcaline* (Deschamps).

Talc de Venise.................	120	grammes.
Bicarbonate de soude	30	—
Carmin	30	centigr.
Essence de menthe.............	15	gouttes.

Mêlez.

(b) *Liquides*. Ammoniaque, eau de chaux, eau de Vichy, solution de borate de soude, aromatisées avec une essence quelconque, ou avec l'une des préparations ci-dessus : 3, 4 ou 5.

9° *Alcoolé dentifrice ammoniacal anisé.*

Alcool à 80 degrés	40	grammes.
Ammoniaque à 0,92............	9	—
Essence d'anis	1	—

Mêlez. Quelques gouttes dans un verre d'eau.

(c) *Savons.* Ils conviennent particulièrement dans les cas où il importe de lutter énergiquement contre la réaction acide très prononcée du milieu salivaire; mais il est fâcheux qu'on ne puisse parvenir à masquer complètement leur saveur désagréable.

10° *Savon dentifrice mou.*

Talc de Venise................	120	grammes.
Pierre ponce porphyrisée.......	10	—
Savon médicinal pulvérisé......	25	—
Glycérolé d'amidon	20	—
Glycérine	20	—
Essence de menthe....... ...	2	—
— de girofle	1	—

Faites chauffer au bain-marie; ajoutez peu à peu : eau distillée Q. S. pour faire une pâte de consistance convenable.

11° *Savon pulvérulent* (Faguer).

Savon de magnésie.............	20	grammes.
Carbonate de chaux précipité...	18	—
Essence de rose	aa 1	—
— de menthe		
— de lavande.		
Carmin........................	2 décigr.	

3° *Dentifrices acides.* — Indication : Milieu salivaire fortement alcalin ; dépôts abondants de tartre, absence de dents cariées ; muqueuse normale ou plus ou moins enflammée. L'usage de ces dentifrices exige une certaine surveillance, et leur emploi ne doit pas être trop fréquent.

(a) *Solides*. Bitartrate de potasse (crême de tartre).

12° *Poudre dentifrice acide à l'iris.*

Poudre d'iris de Florence.......	30	grammes.
Bitartrate de potasse...........	aa 10	—
Pierre ponce porphyrisée........		
Teinture d'ambre musquée.....	1	—

Colorez en rose ; mêlez.

13° *Poudre dentifrice acide* (Codex).

Crême de tartre	200	grammes.
Sucre de lait....................	200	—
Laque carminée	20	—
Essence de menthe.............	1	—

14° *Poudre dentifrice acide* (Deschamps).

Talc de Venise.............. ...	120	grammes.
Crême de tartre.................	30	—
Carmin	30	centigr.
Essence de menthe	15	gouttes.

Mêlez.

(b) *Liquides.* Vinaigre de toilette, acides acétique, tartrique, etc.

15° *Elixir dentifrice acide.*

Vinaigre distillé................	300	grammes.
Alcool à 90 degrés............	150	—
Teinture de benjoin............	60	—
Essence de girofle...............		
— de lavande............	aa 1	—
— de citron...............		

Mêlez. Quelques gouttes dans un verre d'eau.

16° *Opiat dentifrice acide.*

Poudre d'iris de Florence.......	30	grammes.
Bitartrate de potasse	aa 10	—
Pierre ponce porphyrisée		
Teinture d'ambre musquée......	1	—
Glycérine pure.................	Q. S.	

Colorez en rose. Mêlez et faites une pâte de consistance convenable.

4° *Dentifrices astringents.* — Indications : État morbide des gencives ou de la muqueuse buccale; gingivites chroniques; granulations buccales et pharyngiennes.

17° *Elixir dentifrice astringent au cachou* (J. Jeannel).

Alcoolé de cachou.............	80 grammes.
— de benjoin	20 —
Essence de menthe	1 —

Mêlez.

Les préparations liquides sont en général préférables aux poudres dans les cas où les dentifrices astringents sont indiqués, parce que la muqueuse irritée supporte mal le contact de la brosse et des fines particules de la poudre. La formule suivante contient cependant les éléments d'une bonne poudre astringente :

18° *Poudre dentifrice astringente.*

Cachou pulvérisé	aa 10 grammes.
Gaïac	
Quinquina	
Pyrèthre....................	
Calamus aromaticus............	
Ratanhia....................	
Essence de menthe............	1 —
— de rose	4 gouttes.

Mêlez sur le porphyre.

Malgré l'utilité incontestable des préparations

astringentes, nous leur préférons, dans les cas de gingivite chronique, les solutions de chlorate de potasse ou de borate de soude; on les emploie à la dose ordinaire, 4 pour 100, et on aromatise avec des essences au moment de l'emploi. Le borate de soude n'a pas, comme le chlorate de potasse, d'action spéciale sur la muqueuse buccale, mais il a l'avantage d'être légèrement alcalin, circonstance qui doit le faire rechercher lorsque, à la suite d'une inflammation chronique de la muqueuse, on a constaté l'acidité de la réaction salivaire, circonstance très fréquente. Le chlorate de potasse ne pourrait être remplacé par l'alun qui, ainsi que M. Magitot l'a montré par ses expériences sur les caries artificielles, agit directement sur le tissu de l'émail [1].

5° *Dentifrices antiputrides.* — Indications : État fétide de la bouche avec ou sans lésion appréciable.

La forme liquide convient seule à ces préparations dont l'action, pour être efficace, doit s'étendre à tous les points de la cavité buccale. C'est le permanganate de potasse, et les divers antiseptiques, acides phénique, salicylique, etc., qui en sont les agents actifs habituels.

---

(1) Voir plus loin *Collutoires astringents.*

19° *Déntifrice antiputride au permanganate de potasse.*

Permanganate de potasse	5	grammes.
Eau	1000	—

20° *Dentifrice antiputride à l'acide phénique.*

Acide phénique pur	3	grammes.
Essence de citron	3	—
— de menthe............	5	—
Alcool à 60 degrés.............	1000	—

Les poudres au charbon agissent aussi comme antiputrides, mais leur action est médiocrement efficace et très passagère.

II.

FORMULAIRE SPÉCIAL DE LA PATHOLOGIE DE L'APPAREIL DENTAIRE.

La thérapeutique locale des affections de l'appareil dentaire comprend :

1° Des pansements, qui sont introduits dans la cavité des dents cariées ;

2° Des collutoires ou lotions dont l'action s'étend à toute la cavité buccale ;

3° Des topiques de formes variées, qui ont tous ce caractère commun qu'ils sont uniquement destinés à agir sur une étendue restreinte de la muqueuse buccale, des gencives ou de la peau de la région.

Nous adopterons, dans l'exposition qui va suivre, une division correspondant à ces trois groupes, parce que, malgré son imperfection, elle nous paraît répondre mieux que toute autre aux besoins de la pratique, et nous classerons les formules de chaque groupe suivant les indications thérapeutiques.

Les moyens généraux qui peuvent être indiqués dans quelques cas spéciaux ne seront pas décrits ici, parce que leur emploi reste naturellement soumis aux règles générales.

1° **Pansements des dents.** — Les pansements des dents sont formés de petits tampons d'ouate imprégnée ou saupoudrée de topiques appropriés. L'ouate doit être préférée aux autres substances analogues (charpie, amadou, amiante), parce qu'elle a l'avantage d'être difficilement perméable à l'eau et à la salive, tandis qu'elle se laisse pénétrer très facilement par l'alcool qui sert de véhicule à la plupart des topiques employés; elle se prête en outre avec la plus grande facilité à toutes les formes des cavités des dents cariées.

Les topiques sont des médicaments simples ou composés, qui donnent au pansement sa valeur propre; ils sont à l'état solide, pulvérulent, pâteux ou liquide. Le nombre de ceux qui sont le plus communément employés est d'ailleurs très restreint, comme on le verra par la suite.

Les pansements des dents se divisent, eu égard aux indications, en : A. Pansements occlusifs;

B. Pansements calmants ; C. Pansements excitants D. Pansements caustiques ; E. Pansements antiseptiques.

A. *Pansements occlusifs.* — Ils ont pour but d'obturer temporairement la cavité d'une dent cariée, soit pour la soustraire au contact des agents extérieurs (air, salive, aliments ou boissons), soit pour maintenir au fond de la cavité un pansement actif qui, sans cette protection, pourrait être facilement entraîné par la salive, soit enfin, comme épreuve, pour s'assurer, avant l'obturation définitive de la dent, que cette opération peut être faite sans inconvénient.

Les substances employées comme agents d'occlusion doivent être susceptibles d'acquérir et de conserver, au contact de la salive et à la température de la bouche, un certain degré de durcissement ; il est en outre désirable qu'elles n'aient ni odeur ni saveur désagréables ou au moins persistantes : les différentes teintures de résine et le collodion répondent parfaitement à ces indications.

21° *Mixture occlusive* (A[1]).

Benjoin de Siam..................	parties égales.
Alcool à 80 degrés	

Faites dissoudre, laissez reposer et décantez.

Un tampon d'ouate, de forme et de volume appropriés, est trempé dans le liquide et porté dans la cavité de la carie où on le comprime exactement; au contact de la salive, le benjoin se précipite de sa solution dans les mailles du coton avec lequel il forme une masse résistante, dure, et capable de rester en place pendant une quinzaine de jours. La saveur et l'odeur de la teinture de benjoin lui donnent sur les autres teintures analogues une supériorité incontestable; la teinture du Codex, qui est faite au cinquième, n'est pas suffisamment concentrée pour donner au pansement une dureté convenable.

22° *Mixture occlusive* (A[2]).

Camphre	2	grammes.
Résine mastic	5	—
Baume du Pérou	2	—
Résine sandaraque	80	—
Éther à 65 degrés	40	—
Alcool à 96 degrés	40	—

Faites dissoudre les résines pulvérisées dans le mélange d'alcool et d'éther; agitez fréquemment, laissez déposer et décantez.

Même mode d'emploi et mêmes indications que la formule A[1]. Cette préparation a une saveur plus désagréable que la précédente, mais elle procure un pansement plus dur et plus compact ; elle est aussi plus visqueuse et adhère mieux aux parois de la cavité ; aussi doit-elle être préférée dans les cas où la forme évasée de celle-ci rend difficile le maintien des pansements et où l'on racherche une occlusion plus parfaite.

23° Collodion normal (A[3]).

Mêmes avantages que la formule A[2] ; mais comme cette dernière préparation, et à un plus haut degré, le collodion a le défaut de s'altérer rapidement par l'évaporation de l'éther ; sa consistance devient promptement trop grande dès qu'on a débouché les flacons un certain nombre de fois ; aussi est-il peu usité dans la pratique.

B. *Pansements calmants.* — Indications : Dans tous les cas où une dent cariée est le siege ou le point de départ de phénomènes douloureux, notamment dans les caries compliquées d'inflammation de la pulpe dentaire, que celle-ci soit mise à nu (carie pénétrante) ou encore protégée par une couche d'ivoire plus ou moins épaisse (carie non pénétrante).

Les substances utilisées en applications calmantes sont empruntées le plus généralement à la classe des narcotiques et des anesthésiques ; tels sont le chloroforme, l'éther, le chloral, l'extrait ou la teinture d'opium, le laudanum, les sels de morphine, etc.; mais on emploie aussi depuis très longtemps certains agents qu'il est impossible de classer parmi les anesthésiques ou les narcotiques, et qui produisent cependant des effets analgésiques incontestables. C'est en première ligne la créosote, puis certaines teintures et certaines essences aromatiques, notamment les teintures de cannelle, de pyrèthre, les essences de girofle, de cajeput, etc.

Le mode d'action de ces substances qui sont à la fois antiseptiques, légèrement caustiques, et coagulantes, est assez difficile à expliquer d'une manière absolument satisfaisante : peut-être leur efficacité vient-elle en partie de leur pouvoir d'arrêter les phénomènes de fermentation qui se produisent toujours dans les cavités des dents cariées, phénomènes qui jouent dans presque toutes les affections dentaires un rôle incontestable quoique encore assez mal défini ; peut-être aussi agissent-elles en produisant à la surface de la pulpe dénudée une légère eschare qui protège le tissu sous-jacent et en émousse la sensibilité comme fait le nitrate d'argent sur les surfaces dénudées de leur épithélium, par exemple dans le cas d'aphthes, ces petites ulcérations si douloureuses et cependant si rapidement modifiées par le crayon argentique (1).

Quoi qu'il en soit, l'expérience a consacré l'efficacité de ces agents, et particulièrement de la créosote; aussi les trouve-t-on souvent associés aux narcotiques et aux anesthésiques dans les formules de topiques calmants.

24° *Mixture calmante* (B1).

Teinture de benjoin du Codex..	4 grammes.
Teinture d'extrait d'opium......	aa 2 —
Chloroforme....................	
Créosote pure	

Débarrassez avec ménagement la cavité de la carie des corps étrangers, matières alimentaires

(1) La pratique aujourd'hui si répandue du pansement de Lister a montré que l'acide phénique et les produits similaires, et par conséquent la créosote, appliqués en solution étendue et pendant un certain temps sur la peau, sur les muqueuses et à la surface des plaies, procurent une anesthésie locale très manifeste. Il n'est donc pas étonnant que le contact de la créosote sur la pulpe dénudée produise le même effet; mais rien de semblable, à notre connaissance du moins, n'a encore été constaté pour les teintures et les essences aromatiques, en dehors de la pratique dentaire.

ou autres qu'elle peut renfermer ; imbibez de la mixture un petit tampon d'ouate légèrement comprimé entre les doigts et dont le volume ne doit représenter que le tiers ou le quart de la capacité totale de la cavité de la dent cariée ; appliquez-le doucement sur le fond de celle-ci et recouvrez-le d'un pansement occlusif (formule A^1 ou A^2), afin de le mieux fixer au point d'application, de conserver plus longtemps les substances actives et aussi de masquer le goût désagréable de la créosote. La même précaution doit d'ailleurs être prise pour tous les pansements actifs (1).

Cette première formule a une grande efficacité ; elle procure presque instantanément, dans l'immense majorité des cas de caries douloureuses avec ou sans dénudation de la pulpe, un calme complet ; son action est beaucoup moins sûre et surtout moins immédiate lorsque les douleurs proviennent uniquement de l'inflammation du périoste alvéolo-dentaire.

Le pansement doit être renouvelé chaque jour, et

---

(1) Cette formule, ainsi que la suivante, ressemble beaucoup aux préparations indiquées par M. Magitot ; nous avons simplement substitué la teinture d'opium au laudanum, cette dernière substance étant incompatible avec la teinture de benjoin.

même, en cas de crises violentes, deux ou trois fois de suite à quelques minutes d'intervalle, jusqu'à production d'un soulagement complet.

25° *Mixture calmante* (B²).

Teinture de benjoin du Codex.	6	grammes.
Teinture d'extrait d'opium......	aa 2	—
Chloroforme....................		

Mêmes indications que la formule précédente; quoique son action soit un peu moins puissante, elle est suffisante dans tous les cas où l'on n'a pas à lutter contre de violentes crises douloureuses. L'absence de la créosote doit la faire préférer chez certains sujets qui ont pour la saveur désagréable et persistante de la créosote une répugnance invincible.

26° *Mixture calmante* (B³).

Teinture de benjoin du Codex.	6	grammes.
Teinture d'extrait d'opium......	aa 2	—
Alcoolature d'aconit		

Convient surtout dans les caries non pénétrantes, lorsqu'il n'y a pas de douleurs spontanées, mais une grande sensibilité aux températures extrêmes, et dans les cas de périostite alvéolo-dentaire lorsque les canaux radiculaires largement ouverts peuvent laisser pénétrer la mixture jusqu'au sommet de la racine, c'est-à-dire jusqu'au périoste, conditions qui excluent l'emploi du chloroforme et de la créosote, trop irritants pour qu'on puisse les appliquer sans inconvénient sur le périoste enflammé.

A ce point de vue, on trouvera encore une ressource précieuse dans le

27° Laudanum de Rousseau

qui, sous un petit volume, permet de porter directement sur les parties une grande proportion de substance active.

A ces préparations qui, judicieusement employées, peuvent suffire dans tous les cas, il serait facile de joindre une longue liste d'autres formules; voici seulement la composition des plus usitées :

28° *Mixture calmante* (Beasley).

Extrait d'opium................	12	grammes.
Essence de térébenthine........	55	—
— de girofle.............	18	—
Huile de cajeput...............	18	—
Baume du Pérou.................	75	—

29° *Mixture calmante* (Copland).

Alcool à 95°	20 grammes.	
Extrait d'opium	aa 6	—
Camphre		
Essence de girofle	aa 40	—
Huile de cajeput		

30° *Mixture calmante* (Meyer).

Camphre	2 grammes.	
Essence de girofle	aa 5	—
— de térébenthine		
— de cajeput		

C. *Pansements stimulants.* — Ils sont exclusivement destinés au traitement de certaines caries non pénétrantes ne donnant lieu à aucune douleur *spontanée*, mais sensibles aux impressions de températures extrêmes et au contact des instruments. Leur but est de provoquer une excitation modérée de la pulpe dentaire sous l'influence de laquelle s'effectuera plus rapidement ce dépôt protecteur d'ivoire (dentine secondaire)[1], qui dans les caries à

(1) On sait que la fonction physiologique de la couche de cellules qui forme le revêtement externe de la pulpe dentaire est de produire incessamment de nouvelles couches d'ivoire qui peu à peu enva-

marche lente s'oppose si efficacement aux progrès de la lésion et explique l'absence de tout phénomène douloureux.

Le succès de ces applications dépend de la mesure judicieuse avec laquelle on les emploie : le danger est de dépasser le but et de provoquer l'inflammation de la pulpe là où on ne cherche qu'une simple excitation. Aussi vaut-il mieux recourir d'abord à des agents moins actifs, quitte à prolonger un peu plus longtemps le traitement, qu'à des topiques plus puissants dont on pourrait ne pas être absolument maître. Il va de soi que si l'on voyait survenir des phénomènes inflammatoires, il faudrait cesser immédiatement les pansements stimulants pour leur substituer des applications calmantes, et qu'il peut être nécessaire de faire alterner ainsi plusieurs fois

---

hissent la cavité centrale, si bien que celle-ci finit par s'effacer complètement chez le vieillard. L'observation a montré que cette production d'ivoire est singulièrement exagérée dans certaines caries à marche lente ; on voit très bien sur des coupes que le tissu de nouvelle formation s'accumule précisément dans la région qui est menacée d'être envahie par les progrès du mal : les canalicules sont oblitérés et le fond de la cavité est renforcé par un dépôt d'épaisseur variable. Ce sont ces phénomènes de *résistance* qui expliquent la guérison spontanée de certaines caries (caries sèches) et l'absence de tout phénomène douloureux dans certaines variétés à marche très lente.

ces deux médications avant d'atteindre le résultat définitif.

Les substances employées pour les pansements stimulants sont empruntées à la classe des astringents, comme l'alun et le tannin, et à celle des caustiques comme l'acide phénique, le chlorure de zinc, le nitrate d'argent, l'acide arsénieux ; les uns et les autres agissent indirectement par la réaction qui suit leur application.

31° *Mixture astringente* (C[1]).

Teinture de benjoin	4 grammes.
Tannin	aa 2 —
Acide phénique pur	aa 2 —
Essence de citron	aa 2 —

L'essence de citron que l'on retrouvera dans toutes les formules dans lesquelles entre l'acide phénique jouit de la propriété de masquer d'une manière à peu près complète la saveur et l'odeur de ce dernier agent ; c'est à ce point de vue un produit précieux.

Une nouvelle substance que l'on a désignée sous le nom de *Résorcine*, et qui est un des dérivés de l'acide phénique dont elle paraît posséder toutes les propriétés thérapeutiques, pourrait probablement être substituée à l'acide phénique ; elle aurait sur lui l'avantage d'être inodore et d'une saveur qui n'est pas désagréable. Notre expérience n'est cependant pas encore suffisante pour nous autoriser à recommander ce produit.

32° *Application caustique faible* (C^2).

Prenez, d'une part :

Acide phénique pur	aa 3 grammes.
Essence de citron...............	
Alcool à 90°	

D'autre part :

Acide arsénieux porphyrisé....	1 —

Mettez l'acide arsénieux dans un flacon de la contenance de 10 à 15 grammes, à large ouverture, et versez par dessus une quantité de la solution phéniquée telle que le liquide forme une couche d'environ 1 cent. à 1 cent. 1/2 de hauteur. L'acide arsénieux ne se dissout pas et reste en dépôt au fond du flacon. Agitez au moment de faire le pansement ; l'acide arsénieux sera maintenu pendant un instant en suspension dans le liquide : si l'on profite de ce moment pour y tremper une petite boulette d'ouate, elle s'imprégnera d'une faible proportion d'acide arsénieux, proportion que l'on pourra en quelque sorte doser en faisant pénétrer le coton dans telle ou telle couche du liquide, celles-ci étant d'autant plus chargées de la poudre arsenicale qu'elles sont plus profondes.

L'acide arsénieux agit ici comme caustique sur les fibrilles de l'ivoire qui occupent les canalicules ouverts par leur extrémité périphérique dans la cavité de la carie ; il importe donc que l'action du caustique soit tout à fait superficielle et ne s'étende pas à la pulpe elle-même. Aussi est-il nécessaire de n'employer que de très petites quantités d'acide arsénieux, et faut-il réserver cette formule pour les caries encore peu profondes ; la précédente, C^1, convient au contraire dans les cas où la cavité centrale n'est plus protégée que par une mince couche d'ivoire.

33° *Pâte arsenicale mitigée* (C^3).

Acide arsénieux porphyrisé....	1	décigr.
Chlorhydrate de morphine......	2	grammes.
Gomme adragante pulvérisée...	2	—
Glycérine.....................	1	—

Nous nous sommes servi pendant un certain temps de cette préparation à la place de la précédente C^2, mais nous y avons presque complètement renoncé parce qu'elle contient une dose invariable d'acide arsénieux, dose trop forte ou trop faible suivant les cas, la forme pateuse se prête aussi moins bien à l'application du pansement. L'addition de matière colorante permet de distinguer à première vue cette pâte arsénicale mitigée de la pâte forte qui sert pour les pansements caustiques proprements dits (1).

Voici quelques autres formules qui sont employées par un certain nombre de praticiens :

34° *Mixture astringente* (Toirac).

Acétate de plomb..............	aa 1	gramme.
Sulfate de zinc.................		
Teinture d'opium..............	2	—

35° *Mixture alunée* (Lefoulon).

Alun en poudre	aa 10	grammes.
Gomme arabique		
Éther acétique.................	2	—

36° *Éthérolé d'iode* (Barker (2).

Iode	1	gramme.
Éther sulfurique	12	—

(1) Voyez page 43, formule n° 39.

(2) *Dental Cosmos*, 1869, p. 232.

37° *Éthérolé de tannin* (Coleman (1).

Tannin........................	1 gramme.
Éther sulfurique	9 —

Notons enfin le crayon de nitrate d'argent recommandé par J. Tomes et la solution de chlorure de zinc. Ce dernier agent a l'inconvénient de fuser facilement hors de la cavité de la carie et de se répandre sur la muqueuse gingivale qu'il irrite inutilement ; il dépasse aussi très facilement le but, et s'il fait rapidement disparaître la sensibilité au contact des instruments presque toujours il excite la sensibilité aux impressions de température.

Quant au nitrate d'argent il a l'inconvénient de colorer la dentine d'une manière indélébile, ce qui en limite l'emploi aux seules dents postérieures, mais sous cette réserve, c'est un agent excellent et qui donne très rapidement des résultats ; pour s'en servir, il suffit de placer un petit fragment de nitrate d'argent dans la cavité en ayant soin de le recouvrir d'un pansement occlusif ; on le relève après quelques minutes et on fait suivre cette application

---

(1) *Comptes rendus de la Société odontologique de Londres*, 1860.

de quelques pansements calmants avant de procéder à l'obturation définitive.

D. *Pansements caustiques.* — Indications : Destruction de la pulpe dentaire mise à nu soit par une fracture, soit par une carie avancée.

Trois méthodes peuvent être mises en usage pour détruire la pulpe : l'extirpation à l'aide d'instruments spéciaux, la cautérisation au fer rouge (cautère actuel) et la cautérisation par les caustiques. Les procédés de cette dernière méthode doivent seuls être exposés ici.

L'acide arsénieux est le caustique par excellence de la pulpe dentaire [1], grâce à son insolubilité dans l'alcool et dans la salive, et on est sûr que son action restera rigoureusement localisée aux points avec lesquels il est mis en contact, ce qui permet d'éviter les accidents de périostite qu'on observe si fréquemment avec les caustiques liquides ou solubles, notamment avec le chlorure de zinc, pourtant encore employé par beaucoup de praticiens. C'est que les caustiques liquides fusent le long des canaux radiculaires et peuvent atteindre par cette voie le

(1) Voyez l'excellente thèse de notre ami le Dr Combes, Paris, 1879, Delahaye.

périoste alvéolo-dentaire; ils peuvent également être entraînés sur la muqueuse gingivale et produire là des eschares des parties molles, et même la nécrose d'une portion du rebord alvéolaire.

La dose d'acide arsénieux nécessaire pour produire une cautérisation de la pulpe est très minime, de 2 à 3 milligrammes; on n'a donc pas à redouter les accidents d'intoxication, alors même que le pansement serait avalé fortuitement; la précaution déjà indiquée de recouvrir le pansement caustique d'un pansement occlusif est d'ailleurs ici de rigueur, plus encore que dans toute autre circonstance.

La douleur produite par un pansement arsenical est infiniment variable; tantôt très forte et même intolérable, elle est d'autres fois très faible et même complètement nulle. Ces différences ont été diversement interprétées; en général, on les fait dépendre du degré d'inflammation de la pulpe dentaire; mais tandis que le Dr Cruet (1) affirme que l'application arsenicale est à peu près indolore lorsque la pulpe est enflammée, et très douloureuse, au contraire, lorsque cet organe est sain, le Dr Combes (2) est d'un avis diamétralement opposé.

(1) *Des caries compliquées*, par le Dr Cruet. Paris, 1878.

(2) *Loc. cit.*

Nous pensons qu'il faut chercher ailleurs la cause de ces variations, et que les phénomènes douloureux dépendent exclusivement de l'étranglement de la pulpe dans sa cavité; nuls cu très faibles lorsque l'organe central est largement mis à découvert, parce que la congestion déterminée par l'application caustique ne rencontre point d'obstacle, ils deviennent d'autant plus intenses que l'ouverture de la cavité est plus étroite, parce qu'il se produit dans ces conditions un véritable étranglement. Aussi est-il indiqué quelquefois de procéder, avant les applications caustiques, au débridement, c'est-à-dire, à l'agrandissement du pertuis.

Les pansements caustiques doivent être laissés en place pendant 24 heures; un seul suffit rarement. Si, après la première application, la pulpe n'est pas complètement détruite, il faut détacher doucement l'eschare avec l'extrémité d'un stylet fin, et faire une cautérisation; on est quelquefois obligé de recommencer ainsi trois ou quatre fois.

38° Acide arsénieux porphyrisé (D[1]).

Pour appliquer la poudre arsenicale, on prépare une petite boulette d'ouate de forme et de volume appropriés, et on imbibe avec une des mixtures calmantes dont les formules ont été données ci-dessus ; puis on charge le petit tampon d'une très minime quantité d'acide arsénieux et on le porte dans la cavité de la carie, en ayant bien soin de mettre le caustique en contact direct avec la pulpe ; on recouvre ensuite d'un pansement occlusif.

39° *Pâte arsenicale forte* (D[2]).

Acide arsénieux porphyrisé.....	2	grammes.
Chlorhydrate de morphine	2	—
Gomme adragante pulvérisée...	1	—
Glycérine.....................	1	—

Cette pâte doit être préférée à la poudre arsenicale toutes les fois qu'il n'est pas possible de porter sûrement celle-ci au contact direct de la pulpe ; la pâte s'insinue plus facilement dans les anfractuosités que présente quelquefois la cavité de la pulpe et peut ainsi atteindre les débris de cet organe au fond des canaux radiculaires.

Le chlorhydrate de morphine que l'on trouve associé à l'acide arsénieux dans la plupart des formules de caustiques dentaires et que nous employons nous-même dans la composition de la pâte arsenicale ne paraît pas avoir une grande d'influence sur la diminution des phénomènes douloureux qui sont la conséquence fréquente de l'application du caustique, l'absorption en étant sans doute bien vite entravée par le fait même de l'escharification. Il est cependant rationnel de choisir cette substance de préférence à une poudre inerte quelconque lorsqu'on veut *mitiger* la pâte caustique dans une proportion déterminée.

40° *Caustique liquide* (Magitot).

Chlorure de zinc en déliquescence Chlorure d'antimoine	parties égales.

Cette formule de caustique liquide est celle qui a été indiquée par M. Magitot ; nous avons déjà dit pourquoi les caustiques liquides doivent, en général, être rejetés ; aussi faut-il réserver la formule ci-dessus pour les cas où les autres se seraient montrées impuissantes, ce qui sera toujours un fait tout à fait exceptionnel.

E. *Pansements antiseptiques.*— Ces pansements sont indiqués dans tous les cas où l'on veut arrêter ou prévenir les phénomènes de décomposition putride qui se produisent dans certaines formes de périostite chronique accompagnée d'un suintement séro-purulent, et avant l'obturation définitive dans les cas de carie pénétrante lorsqu'on n'est pas certain d'avoir pu débarrasser entièrement les canaux radiculaires des derniers débris de la pulpe.

La créosote, les acides phénique, thymique, borique, salicylique et sans doute aussi la résorcine peuvent être choisis à peu près indifféremment. La créosote et l'acide thymique ont cependant une saveur si désagréable et si persistante que nous leur préférons les autres agents, et particulièrement l'acide phénique dont le goût et l'odeur peuvent être complètement masqués par l'essence de citron.

41° *Mixture antiseptique à l'acide phénique* (E[1]).

Acide phénique cristallisé.......	aa 1 gramme.
Essence de citron...............	
Alcool à 90°....................	8 —

42° *Mixture antiseptique à l'acide salicylique* (E[2]).

Acide salicylique...............	1 gramme.
Alcool à 90°....................	9 —

Le pansement doit être renouvelé tous les deux ou trois jours, jusqu'à ce que l'on ait obtenu le résultat cherché.

2° **Collutoires.** — Les collutoires sont des médicaments qui diffèrent des gargarismes en ce qu'ils sont destinés à agir seulement sur les gencives et les parois internes des joues et non sur la gorge.

Ils ne doivent jamais contenir comme véhicule, comme correctif ou comme adjuvant aucune substance de nature à altérer les tissus dentaires, par conséquent, ni acides, ni sucre, ni sirops; le mellite, qui entre dans la plupart des collutoires qui figurent dans les formulaires, doit en être exclu pour les mêmes raisons. De plus, comme il ne nous paraît pas démontré que les correctifs usités atteignent convenablement leur but, nous préférons la simple dissolution de la base ou substance active dans l'eau pure ou dans un véhicule convenable, avec sa saveur propre, aux préparations complexes et à saveur pharmaceutique que l'on a l'habitude de prescrire.

Les collutoires peuvent rendre service dans un grand nombre d'affections des dents et de la muqueuse bucale, ils doivent être employés au moins de quart d'heure en quart d'heure pour produire des effets utiles; le liquide porté dans la bouche doit y être conservé le plus longtemps possible, environ une ou deux minutes; enfin, suivant les cas, il doit être froid, chaud ou tiède.

Voici un certain nombre de formules qui correspondent aux principales indications.

43° *Collutoire émollient.*

Graine de lin.................... 5 grammes.
Eau bouillante................ 200 —

Faites infuser pendant dix minutes, passez et ajoutez :

Laudanum de Sydenham .... 2 grammes.

Indications : Phlegmon ou abcès gingival pendant la période de formation du pus.

44° *Collutoire calmant.*

Capsules de pavot............ 10 grammes.
Eau bouillante................ 200 —

Brisez les capsules ; rejetez les semences ; faites infuser pendant une heure, passez et ajoutez pour augmenter les propriétés narcotiques :

Laudanum de Sydenham....... 2 grammes.

45° *Collutoire stimulant.*

Sommités de sauge .... 5 grammes.
Eau bouillante................ 200 —

Faites une infusion, passez et ajoutez :

Glycérine .... 30 grammes.

46° *Collutoire stimnlant.*

Alcool à 60° .... 100 grammes.
Eau .... 100 —
Alcool de menthe............. 2 —

47° Eau chloroformée.

Indications : ulcérations en voie de réparation, plaies de la bouche, etc.

48° *Collutoire détersif.*

Chlorate de potasse	10 grammes.
Eau	250 —

Indications : gingivite aiguë ou chronique ; périostite au début ; abcès gingival après l'évacuation du pus ; osteo-pénostite alvéolo-dentaire, etc.

L'alun qui, ainsi que nous l'avons déjà dit, est un altérant spécial de l'émail, ne doit dans aucun cas être substitué au chlorate de potasse.

49° Pastilles de chlorate de potasse.

Les pastilles de chlorate de potasse du Codex que l'on désigne souvent aussi sous le nom de pastilles de Berthollet ou de Dethan ne peuvent remplacer la solution ; elles ont le double inconvénient de contenir très peu de chlorate de potasse, un dixième, et beaucoup de sucre, neuf dixièmes ; dans ces conditions, elles deviennent plus nuisibles qu'utiles. Il est regrettable que les pharmaciens français ne songent pas à fabriquer des pastilles de chlorate de potasse pur comme on en trouve dans la pharmacopée d'Amérique ; sous cette forme, le chlorate de potasse serait très précieux. On sait, en effet, que ce médicament, après son absorption par les voies digestives est éliminé en partie par les glandes salivaires, de sorte que la muqueuse reste soumise pendant un certain temps après l'absorption du sel à l'influence du médicament. C'est sans doute à cette particularité qu'il faut attribuer l'efficacité du chlorate de potasse pris à l'intérieur dans presque toutes les formes de stomatite ; mais ce mode d'administration n'est pas sans inconvénient, surtout lorsque le traitement doit être prolongé ; l'estomac tolère mal le sel au bout d'un certain temps, et les malades ne tardent pas à s'en dégoûter ; l'organisme s'en sature et il devient toxique.

Aussi préférons-nous dans ce cas prescrire le chlorate de potasse à l'état cristallin en recommandant au malade de s'en servir comme il ferait de pastilles. Quelques cristaux sont portés de temps en temps dans la bouche, et comme le sel se dissout très lentement dans la salive, il suffit d'en employer une petite quantité, 50 centigrammes à un gramme par jour, pour que la muqueuse reste soumise à l'influence du médicament d'une manière à peu près continue ; à cette dose le sel peut être avalé sans inconvénient et l'élimination par les glandes salivaires en ramène encore une grande partie dans la cavité buccale.

50° *Collutoire antiseptique au chloral.*

Chlorate de potasse...........	10 grammes.
Hydrate de chloral	15 décigr.
Eau.........................	250 grammes.

Cette préparation ne diffère de la précédente que par l'adjonction du chloral qui est à la fois un stimulant et un excellent antiseptique ; sa saveur n'est pas désagréable et doit la faire préférer à la solution phéniquée. Comme elle est en même temps astringente et antiseptique, elle correspond à une double indication qui se rencontre bien souvent dans la pratique, notamment dans les cas de gingivite aiguë ou chronique, à la suite des extractions multiples, etc.

51° *Collutoire antiseptique au borax.*

Biborate de soude.............	10	grammes.
Eau de menthe..............	200	—
Alcoolat de cochléaria..........	30	—

52° *Collutoire antiseptique à la résorcine.*

Résorcine	3	grammes.
Eau distillée	200	—
Teinture de gayac.............	30	—

53° *Collutoire alcalin.*

Bicarbonate de soude..........	50	grammes.
Eau	200	—

Il reste au fond du flacon un excès de sel, qui doit être mis en suspension par l'agitation au moment de se servir du collutoire.

Indications : Affections parasitaires de la bouche ; muguet, psoriasis buccal, etc.

Cette préparation nous a donné des résultats inespérés dans quelques cas de psoriasis buccal, affection sur la nature parasitaire de laquelle nous ne prétendons pas nous prononcer, mais qui s'est montrée absolument rebelle à toute autre médication ; dans trois cas ou les alcalins et le bicarbonate de soude en particulier, employés à faible dose avaient échoué, nous avons en quelques jours obtenu une guérison complète et qui semble définitive avec cette solution concentrée. Il est très important que les malades en fassent un usage fréquent et presque continu.

Chez les enfants atteints de muguet et trop petits pour pouvoir se servir du collutoire, on le remplace par des applications faites avec la mixture suivante :

54°	Borax........................	50 grammes.
	Glycérine.............	30 —

3° **Applications diverses**. — Nous réunirons sous cette dénomination les moyens thérapeutiques autres que les pansements et les collutoires qui sont le plus fréquemment employés dans le traitement des affections du système dentaire.

Ce sont encore des remèdes locaux destinés à agir directement sur la muqueuse ou indirectement sur la pulpe et le périoste alvéolo-dentaire.

On peut les diviser, au point de vue de leur action, en :

Applications calmantes et anesthésiques ;
— *révulsives ;*
— *caustiques.*

1° *Applications calmantes et anesthésiques.* — Des applications calmantes faites sur le bord gingival, sur les tempes, sur les apophyses mastoïdes ou dans le conduit auditif externe sont journellement employées dans le but d'atténuer ou de faire cesser les douleurs d'origine dentaire. C'est surtout lorsqu'elles revêtent la forme d'une névralgie que l'on recourt à ces applications dont la belladone, les opiacés, le chloroforme ou l'éther sont les agents actifs les plus ordinaires. Sans refuser à ces moyens une certaine efficacité, il faut reconnaître que les résultats qu'ils procurent sont insuffisants ou très fugaces ; ils ne peuvent dans tous les cas que produire un calme temporaire et ne sauraient en aucune manière remplacer les moyens directs, lorsqu'il est possible d'y recourir.

Aussi croyons-nous inutile de reproduire ici les formules de ces préparations qui sont banales, et auxquelles d'ailleurs recourent plus volontiers les gens du monde que les praticiens.

Mais d'autres préparations destinées à procurer une anesthésie locale plus ou moins complète doivent être mentionnées ici.

Les quatre formules suivantes sont assez fréquemment employées pour procurer une courte anesthésie locale.

55° *Mixture anesthésique.*

Chlorhydrate de morphine......	aa 30 centigr.
Vératrine........................	
Alcoolature d'aconit............	30 grammes.
Teinture de pyrèthre............	15 —

Cette préparation, qui est toxique à un haut degré, doit être maniée avec précaution. Il est essentiel de recommander aux malades de ne pas avaler leur salive.

56° *Mixture anesthésique.*

Camphre en poudre	10	grammes.
Éther sulfurique	20	—

57° *Mixture anesthésique* (Martinot).

Chloroforme	10	grammes.
Camphre en poudre	1	—

58° *Mixture anesthésique.*

Chloroforme	10	grammes.
Acide acétique cristallisé.......	50	centigr.

Tremper un tampon d'ouate de la grosseur d'une petite amande dans l'une de ces mixtures, et l'appliquer pendant une minute environ sur la gencive, au point correspondant à la dent à extraire.

Les procédés d'anesthésie locale donnent certainement de bons résultats lorsqu'il s'agit d'opérations simples et particulièrement de l'ouverture des abcès gingivaux, ou même de l'extraction de l'une des dents antérieures, lorsque celle-ci peut être faite rapidement ; mais la douleur est bien peu atténuée lorsqu'il s'agit de l'extraction d'une molaire ou d'une opération quelconque dont la durée dépasse quelques secondes.

59° *Solution anesthésique de bromure d'ammonium.*

Bromure d'ammonium	2	grammes.
Eau distillée	60	—

Cette solution correspond à une indication toute spéciale ; appliquée à l'aide d'un pinceau sur le voile du palais, elle émousse momentanément, mais d'une manière très notable la sensibilité de la muqueuse, et empêche la production des phénomènes reflexes (nausées et vomissements) qui chez certains sujets se produisent au moindre attouchement de cette région ; c'est dans ces cas une ressource précieuse lorsqu'il est nécessaire de prendre une empreinte profonde ou d'appliquer un appareil prothétique.

2° *Applications révulsives.* — Les applications révulsives ont pour but de produire une irritation artificielle au voisinage d'une inflammation dans l'espoir de déplacer celle-ci ; elles donnent de bons résultats dans les inflammations légères et fugitives ; mais on est exposé, lorsqu'elles échouent, à voir leurs effets s'ajouter à ceux de l'affection que l'on veut combattre.

Les agents ordinaires de cette médication sont les caustiques superficiels, et particulièrement la teinture d'iode et l'acide chromique chimiquement pur. Ces deux derniers produits ont, sur les autres, le double avantage de n'exercer sur les tissus dentaires qu'une action insignifiante, et de ne produire lors de leur application sur la muqueuse, qu'une douleur très faible ou même nulle.

Indications : Périostite aiguë au début ; périostite chronique, irritation ou inflammation légère de la pulpe dans certains cas de carie non pénétrante.

60° Acide chromique chimiquement pur [1].

Toucher légèrement la surface externe de la gencive dans une étendue d'environ un centimètre carré, aux points correspondants aux racines de la dent malade dans les cas de périostite aiguë au début.

61° *Mixture iodée.*

Teinture d'iode................	4	grammes.
Alcoolature d'aconit...........	1	—

(1) Voir plus loin pour les détails relatifs aux propriétés et au mode d'emploi de l'acide chromique : applications caustiques, p. 58 et suivantes.

Appliquer avec un pinceau sur le rebord gingival, deux fois par jour, dans les cas de périostite chronique, et surtout dans les caries non pénétrantes, lorsque après une obturation prématurée, la pulpe reste ou devient sensible aux impressions de température.

On obtient presque constamment dans ce dernier cas un résultat complet après 3 ou 4 jours de traitement.

Un grand nombre de praticiens emploient dans le même but la mixture iodo-tannique suivante :

62° *Mixture iodo-tannique.*

Teinture d'iode.................	4	grammes.
Tannin	1	—

Mêlez.

Mais outre que le tannin est un altérant spécial de l'ivoire, nous n'en avons jamais obtenu d'aussi heureux effets que de l'association de la teinture d'iode et de l'alcoolature d'aconit.

La mixture iodo-tannique est aussi fréquemment prescrite dans les cas de gingivite chronique ; nous lui préférons encore ici l'une des trois préparations suivantes que nous transcrivons suivant l'intensité de leur action, en commençant par la plus faible.

63° Alcoolature de cresson de Para.

Appliquer deux fois par jour, à l'aide d'un pinceau, le long du rebord gingival, dans les cas de gingivite chronique.

64° Teinture d'iode du Codex.

Une seule application par jour ; même indication.

65° *Solution caustique d'iode.*

Iode	10	grammes.
Iodure de potassium	10	—
Eau distillée	20	—

Gingivites fongueuses ; ostéo-périostite alvéolo-dentaire ; une application tous les deux ou trois jours suivant les circonstances.

3° *Applications caustiques.* — Les caustiques employés dans la cavité buccale, soit pour modifier la muqueuse dans certaines affections chroniques rebelles, soit pour détruire les productions de nature organique, soit pour tout autre objet, doivent remplir les conditions suivantes :

a) Ils doivent être sans action sur les tissus dentaires : pour ce motif, tous les acides minéraux, chlorhydrique, nitrique, etc., et le chlorure de zinc, sont à rejeter; il en est de même du nitrate d'argent qui communique à l'ivoire une coloration indélébile.

b) Leur action doit pouvoir être sûrement localisée, condition qu'il est à peu près impossible de remplir avec les caustiques liquides, et avec les caustiques alcalins comme la potasse, la soude, qui en raison de leur grande solubilité et de la lenteur relative de leur action ne pourraient être strictement maintenus au lieu de leur application, fuseraient au voisinage et produiraient des désordres souvent très graves.

c) Il faut encore qu'ils ne soient pas toxiques à la dose ordinairement nécessaire, ou au moins que l'on ne soit pas exposé à voir survenir des accidents graves dans le cas où une certaine quantité du médicament serait entraînée par mégarde dans les voies digestives. L'acide arsénieux qui, à tous égards, convient si bien comme caustique dentaire en raison de la faible dose qui suffit pour détruire la pulpe et de la facilité avec laquelle on peut le maintenir dans la cavité par l'emploi des pansements occlusifs, ne peut dans aucun cas servir pour les cautérisations de la muqueuse buccale; la lenteur de son action exigerait qu'il fût maintenu en place pendant au moins une heure, et comment être sûr d'empêcher pendant ce temps qu'une faible partie ne soit entraînée dans l'estomac? Ce serait s'exposer presque certainement aux accidents graves de l'intoxication arsenicale.

C'est sans doute la difficulté de trouver un agent qui réunisse toutes ces conditions qui a fait adopter pendant longtemps l'usage exclusif du cautère actuel dans tous les cas où il était nécessaire de produire sur la muqueuse buccale des eschares plus ou moins profondes ; mais outre que ce moyen est difficilement accepté par les malades pusillanimes, il faut reconnaître que l'emploi du cautère actuel est souvent très difficile et parfois même impossible, notamment lorsqu'il faut agir profondément dans une cavité buccale étroite et que les malades ne se prêtent pas à l'opération.

Aussi, sans rejeter d'une manière absolue le cautère actuel qui a des indications spéciales dont l'énumération ne doit pas être faite ici, est-il nécessaire d'avoir à sa disposition un caustique chimique à action sûre, facile à manier, et dont l'emploi soit exempt de danger.

L'acide chromique chimiquement pur est jusqu'ici, à notre connaissance du moins, le seul agent qui réunisse le mieux toutes les conditions désirables.

L'acide chromique a été employé pour la première fois comme caustique par Ch. Robin en 1855 (1) ; c'est M. Magitot qui, le premier, en a recommandé l'usage pour les cautérisations de la muqueuse buccale. Il se présente sons l'aspect d'une masse cristalline rougeâtre ou en blocs amorphes ; sa saveur assez acide n'a rien de métallique, mais elle laisse un arrière-goût styptique ; il est très soluble dans l'eau et déliquescent ; exposé à l'air il se transforme en un liquide brun foncé assez rapidement décomposable par l'action de la lumière avec dégagement d'oxygène et formation de chromate de sesquioxyde de chrome. L'acide chromique est également soluble dans l'alcool ; mais cette dissolution est décomposée par l'action de la chaleur ou de la lumière, à cause de la facilité avec laquelle l'acide chromique cède la moitié de son oxygène ; si la dissolution est peu concentrée, elle se prend peu à peu en une gelée brun noir d'oxyde de chrome hydraté ; enfin, en présence des matières organiques, l'acide chromique est promptement décomposé.

---

(1) *Gaz. des hôp.*, 1855.

L'acide chromique ordinaire, beaucoup plus répandu et qui rend aux micrographes de si grands services, ne saurait être substitué sans inconvénient à l'acide chimiquement pur ; son application snr les muqueuses provoque de très vives douleurs auxquelles ce dernier ne donne jamais lieu ; de plus, l'acide sulfurique qu'il contient en grande proportion (environ 25 pour 100) aurait sur les tissus dentaires une action destructive qui, après plusieurs applications, pourrait devenir désastreuse. Ces deux produits sont d'ailleurs faciles à distinguer l'un de l'autre, puisque l'acide pur est amorphe ou cristallisé en masse, tandis que l'acide ordinaire se présente toujours sous l'aspect de fines aiguilles cristallines (1).

Voici maintenant comment il faut employer l'acide chromique :

Pour le porter sur la muqueuse, on en charge un petit fragment sur l'extrémité d'une petite baguette de bois taillée à plat, revêtue de quelques filaments d'ouate, et légèrement humectée, s'il est nécessaire

---

(1) Nous avons cru nécessaire d'entrer dans tous ces détails, parce que l'usage de l'acide chromique est encore très peu répandu ; nous les avons nous-même empruntés à l'excellente thèse de M. Rousseau, Paris, 1878, n° 358.

pour l'assujettir; puis, après avoir essuyé la muqueuse avec un linge fin, on y dépose ou l'on y promène le petit fragment suivant que l'on veut obtenir une cautérisation profonde ou une eschare superficielle: on recouvre la partie touchée par le caustique d'un peu d'ouate, à la fois pour empêcher pendant un certain temps le contact de la salive et pour éviter que le caustique n'agisse sur les parties en regard du point d'application, sur la muqueuse de la joue ou des lèvres, par exemple, après uue cautérisation gingivale; après une ou deux minutes, le malade peut, sans inconvénient, enlever le petit tampon protecteur et se gargariser.

Les applications d'acide chromique sont, en général, ainsi que nous l'avons déjà dit, tout à fait indolores; exceptionnellement elles donnent lieu à une sensation de cuisson très supportable; elles laissent dans la bouche une saveur poissonneuse et en même temps légèrement styptique qui ne dure pas; les points touchés sont d'abord teintés de jaune; mais au bout de quelques minutes cette coloration disparaît et est remplacée par une coloration grisâtre tout à fait semblable à celles que produisent les applications de nitrate d'argent; l'eschare se détache au bout d'un, deux ou trois jours selon sa profondeur.

C'est la rapidité avec laquelle l'acide chromique passe à l'état de chromate qui permet d'en limiter les effets au lieu même de l'application : cette propriété met, en outre, dans une certaine mesure à l'abri des accidents d'intoxication dans le cas où une petite quantité de caustique pénétrerait dans l'estomac ; il est probable, en effet, que la transformation en chromates aurait lieu avant l'arrivée du produit dans l'estomac ; et l'on sait que ces sels se comportent comme des vomitifs ; des nausées ou des vomissements passagers, tels sont donc les seuls accidents qu'on puisse redouter, et encore faut-il ajouter que ces craintes sont absolument théoriques, car en dehors d'un seul fait publié par M. Magitot, et d'ailleurs peu probant, nous ne connaissons aucune observation d'accident, et cependant les cautérisations à l'acide chromique sont journellement pratiquées et plusieurs fois chaque jour par nous-mêmes et par bien d'autres.

Nous nous croyons donc autorisés à dire que dans l'état actuel, *l'acide chromique chimiquement pur est le caustique par excellence de la muqueuse buccale.*

La seule objection qu'on puisse lui adresser est relative à son maniement qui n'est pas très simple ; le petit fragment porté sur l'extrémité du bâtonnet s'en détache parfois accidentellement ; il est trop gros ou trop petit ; il s'insinue entre les dents et ne peut facilement être délogé de cette position, etc. Tous ces petits inconvénients disparaîtraient si l'on pouvait employer ce caustique sous forme de crayon comme le nitrate d'argent ; mais son excessive déliquescence ne permet pas de réaliser ce desideratum. Il ne peut d'ailleurs être question de l'employer à l'état de solution aqueuse, car celle-ci se décompose très rapidement sous l'influence de la lumière ; la solution alcoolique serait même dangereuse, car sa décomposition a lieu parfois inopinément et s'accompagne d'un dégagement considérable de chaleur.

Les cautérisations à l'acide chromique sont indiquées dans un grand nombre de cas :

1° Pour obtenir une révulsion, comme nous l'avons montré précédemment, dans la périostite aiguë ou chronique.

2° Dans l'osteo-périostite alvéolo-dentaire (gingivite expulsive de certains auteurs). Des applications répétées pourraient même, d'après M. Magitot, amener la guérison définitive de cette affection réputée incurable. Nous avouons n'avoir jamais été aussi heureux dans les cas que nous avons eu à traiter ; nous avons constaté presque toujours une amélioration passagère ou définitive, mais jamais de véritable guérison.

3° Dans toutes les formes de gingivites aiguës ou chroniques.

4° Dans les cas d'accidents de l'éruption des dents de sagesse, dans la forme bénigne et au début, alors que la dent incomplètement sortie est comme encapuchonnée par la muqueuse gonflée et parfois ulcérée; quelques applications superficielles font en général disparaître le gonflement et cesser les douleurs.

5° Dans tous les cas d'ulcération de la muqueuse, qu'il s'agisse d'une simple desquamation épithéliale, comme dans l'aphthe superficiel, ou d'une destruction plus profonde, plaques muqueuses, etc.

6° Dans les cas de néoplasmes, lorsque l'emploi des caustiques est indiqué.

TABLE.

Lille Imp. L. Danel.

www.ingramcontent.com/pod-product-compliance
Ingram Content Group UK Ltd.
Pitfield, Milton Keynes, MK11 3LW, UK
UKHW022128260726
13993UKWH00003B/1313

9 782329 114262